AF582238

RECHERCHES

SUR LA

CIRCULATION MATERNELLE

DU PLACENTA

Par X. DELORE

Membre correspondant de l'Académie de Médecine

CLERMONT (OISE)
IMPRIMERIE DAIX FRÈRES
3, PLACE SAINT-ANDRÉ, 3

1897

RECHERCHES

SUR LA

CIRCULATION MATERNELLE

DU PLACENTA

Par X. DELORE

Membre correspondant de l'Académie de Médecine

CLERMONT (OISE)

IMPRIMERIE DAIX FRÈRES

3, PLACE SAINT-ANDRÉ, 3

—

1897

RECHERCHES

SUR LA

CIRCULATION MATERNELLE DU PLACENTA

Par X. DELORE

Membre correspondant de l'Académie de Médecine

Avant de donner le résultat de mes recherches sur la façon dont le sang de la mère parcourt les espaces cloisonnés de la cavité placentaire, je veux rappeler quelques données anatomiques qui me paraissent fort importantes.

L'*utérus* pendant la grossesse présente une *circulation* tout à fait spéciale.

Le sang y pénètre par les artères et ressort par les veines, mais entre ces deux ordres de vaisseaux, il n'y a pas de *capillaires*; ils sont remplacés par des dilatations vasculaires appelées *sinus*, qui sont creusées dans le tissu musculaire, de sorte que les artérioles utérines s'abouchent directement dans les sinus, et que le *choc* du sang maternel ne peut léser le placenta, qui ne reçoit du sang que par l'intermédiaire des sinus utérins.

Le *placenta* à terme pendant la grossesse à la forme d'une lentille bi-convexe.

A l'*extérieur* il y a donc deux parois et une circonférence.

L'*intérieur* renferme les organes de la circulation fœtale et l'appareil compliqué de la circulation maternelle.

EXTÉRIEUR DU PLACENTA.

1. *La paroi utérine* est constituée par les larges cellules de la caduque qui sont dénuées de solidité et de cohésion, de telle sorte que leur tissu, d'une extrême friabilité, porte habituellement après la délivrance des traces de nombreuses déchirures.

Suivant mes recherches basées sur l'examen de plusieurs milliers de placentas, c'est à peine si 1 fois sur 20 on constate dans toute l'étendue de cette surface des orifices vasculaires manifestement organisés.

En général cette membrane est partout continue avec elle-même ; toutefois, en l'examinant attentivement, on constate les particularités suivantes : En insufflant de l'air au-dessous d'elle, on voit souvent les cellules mal soudées, céder, se soulever et former des fissures, quoique aucun orifice apparent ne pût être constaté auparavant.

Cependant, au voisinage de la périphérie, surtout dans les placentas où la grande veine circulaire est altérée, on voit souvent à travers une érosion de la membrane *caduque* les sommets des villosités à *nu*, et l'air insufflé s'échappe par ces orifices, qui me paraissent supplémentaires et dont j'ai décrit autrefois des variétés sous le nom *d'orifices grillés* (dict. Dechambre, art. placenta). En outre, l'air insufflé, tout en s'infiltrant dans les aréoles sous-jacentes et dans les sinus intercotylédonaires, permet de constater l'adhésion de la face profonde de la caduque avec un grand nombre de sommets villeux ; c'est ce que Dalton a décrit sous le nom de *crampons*.

Il est excessivement rare de rencontrer des placentas dont la caduque n'ait pas subi une déchirure quelconque pendant la délivrance. Pour mon compte, je n'ai eu d'intacts que ceux que j'ai obtenus moi-même dans la clientèle civile. Un placenta est attéré dès qu'il a été manié, ou étalé, à moins de grandes précautions.

A la périphérie la paroi externe se continue avec la caduque de la poche amniotique, mais au niveau de l'union existent de nombreux *orifices vasculaires*.

2. La *paroi fœtale* ou *chorio-allantoïdienne* constitue la base et la partie solide du placenta, dont elle forme le squelette par ses prolongements arborescents. Cette paroi provient de l'œuf; mais elle est doublée par l'endothéthium vasculaire venant de la mère. Les vaisseaux fœtaux s'insinuent entre le chorion et l'allantoïde, avant de pénétrer dans la cavité placentaire, où ils sont portés par des piliers fibreux. De la sorte la partie fœtale est attachée au tissu placentaire à l'instar de la paroi utérine ; mais tandis que celle-ci présente des liens très frêles, les piliers de celle-là sont forts et résistants comme la membrane d'où ils émanent. Nous verrons à tirer des conclusions physiologiques de cette organisation anatomique nettement accusée. Je dois noter le trajet en zig-zag des vaisseaux fœtaux constitués par deux trajets horizontaux et deux trajets verticaux ; disposition curieuse qui a pour effet d'atténuer le coup de bélier cardiaque dans la villosité qui était destinée à avoir des parois fort délicates. Cette disposition n'a pas été adoptée dans nos autres tissus, à cause de l'existence d'un réseau capillaire, tandis que les villosités ayant chacune une artériole et une veinule, les conditions de choc sont plus redoutables.

3. La *circonférence* du placenta est très remarquable ; je l'ai décrite autrefois avec grands détails, et je n'ai pas l'intention d'y insister bien longuement. C'est à la circonférence que sont situés,

exclusivement, tous les orifices vasculaires qui mettent en communication le placenta avec l'utérus ; c'est là que se trouve la grande veine circulaire, qui laisse à nu, quand on l'incise (fig. 1), une foule

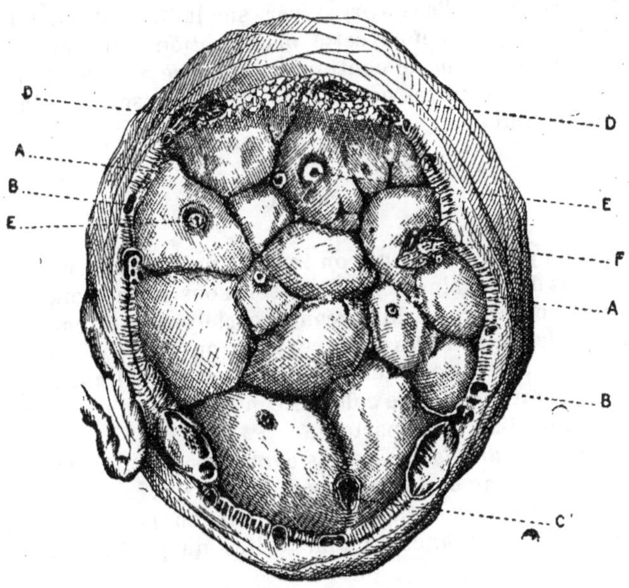

Fig. 1.— Face utérine du placenta : A. sinus coronaire ; B. orifices internes de communication avec les sinus utérins ; C. sinus intercotylédonaire ; D. orifices en grillage avec thrombose miliaires ; E. orifices au centre des cotylédons (1) ; F. sinus lacunaire périphérique.

d'ouvertures variées, par lesquelles le sang s'insinue dans le placenta ou revient à l'utérus ; car du moment qu'on ne trouve pas ailleurs les traces d'une autre organisation vasculaire, il faut bien admettre que c'est par la circonférence que le sang entre et sort du placenta. Quand on considère cette région si riche en orifices vasculaires bien organisés, on est stupéfié de constater que tous les auteurs admettent encore que le sang maternel entre par la surface de la paroi utérine.

A une époque du développement, toutes les villosités fœtales étaient vasculaires et entourées d'un réseau de capillaires maternels ; mais plus tard tous ces vaisseaux se sont atrophiés sur la caduque réfléchie et sur la paroi caduque du placenta, car là doit se faire la déhiscence, et la caduque s'y prépare par le développement de ses grandes cellules et par la disparition complète de ses capillaires. C'est à cause de cette évolution physiologique et dans un but statique que la circulation placentaire s'est tout entière réfugiée à la périphérie, où elle trouve des conditions de solidité suffisantes.

(1) Des observations plus nombreuses, m'ont démontré que ces orifices étaient exceptionnels.

Il arrive souvent que par suite d'une thrombose le sinus coronaire ne soit plus perméable partiellement et qu'une circulation supplémentaire s'impose comme pour les varices avec phlébite. On voit alors des orifices s'organiser sur le bord des cotylédons périphériques ; quelquefois cette organisation fait défaut et la caduque a une solution de continuité qui laisse à nu les villosités. Ces orifices, situés sur les cotylédons, me paraissent destinés à la circulation de retour.

Intérieur.

Si avec une pompe foulante on insuffle de l'air, soit par les orifices internes de la veine coronaire, soit sous le chorion, ou sous la caduque, ou encore en plongeant grossièrement la canule dans un point quelconque du tissu placentaire, on voit le placenta quelquefois tout entier se soulever ; on dirait un animal qui respire.

Si on injecte une matière colorante, n'importe en quel point, elle se diffuse immédiatement partout.

Dans l'*intérieur du placenta*, nous avons les *villosités fœtales* et le système anatomique de la *circulation maternelle*.

1° Les villosités fœtales sont trop connues pour que je les décrive (fig. 2), les injections fines comme celles du professeur Renau

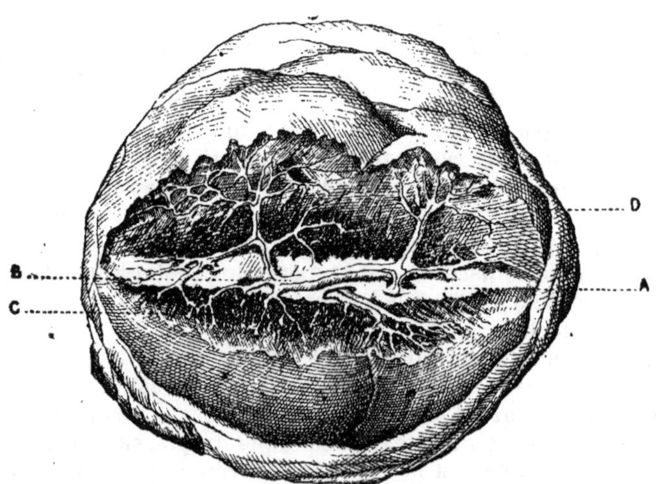

Fig. 2. — Coupe transversale du placenta. A. membrane chorio-allantoïdienne ; B. artères et veines formant les piliers ; C. tissu aréolaire sous-chorial ; D. division en éventail des vaisseaux et des troncs villeux.

prouvent que le capillaire artérieur s'abouche avec le veineux, après une brusque flexion, à l'extrémité en doigt de gant du tube villeux.

A cela, il n'y a aucun doute ; pour mon compte, après Turner, j'ai démontré que chacune des villosités plongeait dans le sang maternel. A ceux qui en douteraient, je conseille de prendre délicatement un très petit fragment de tissu d'un placenta frais au voisinage de la surface utérine, à l'écraser entre deux verres ; avec un grossissement de 150 diamètres on voit alors une foule de villosités dont quelques-unes sont intactes et autour desquelles se promènent des hématies. Evidemment, de bonnes coupes, après durcissement, sont une preuve bien plus scientifique de la disposition anatomique, mais elles ne montrent rien de plus.

J'ai utilisé *l'endographie* placentaire pour démontrer la disposition intérieure de cet organe transitoire. Voici trois figures que j'ai obtenues par des procédés différents ; elles sont graduées suivant le degré de pénétration de l'injection, de la sorte on a une vue d'ensemble d'abord et des détails ensuite (1) :

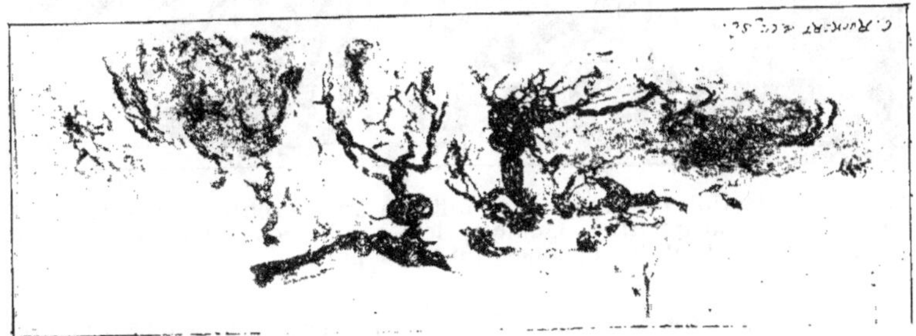

Fig. 3. — Segment d'une coupe de placenta dont la veine ombilicale a été injectée avec le liquide de Teichsman au vermillon et dont les villosites ont été englobées dans de la stéarine. On aperçoit le cordon et les troncs principaux qui s'érigent verticalement après un trajet horizontal.

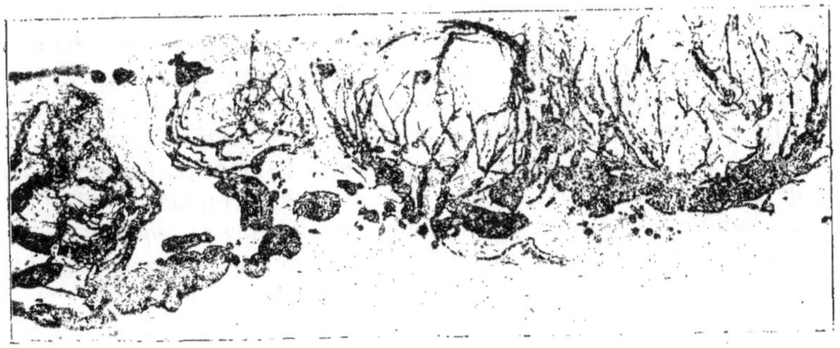

Fig. 4. — Injection au mercure coulant. Les espaces maternels injectés de paraffine sont très visibles.

(1) Je dois ces épreuves radiographiques à l'obligeance de M. Bert, chef des travaux anatomiques. Elles ont été obtenues dans le laboratoire de M. Testut.

En résumé, les villosités s'érigent du plancher de la cavité placentaire où leurs racines sont fortement implantées et montent vers la voûte où elles adhèrent à la caduque ; c'est donc par elles que le plancher et la voûte sont reliés par des liens élastiques, mais néanmoins résistants, grâce au prolongement de la membrane allantoïdo-choriale qui entrent dans leur constitution.

La *formation* de la cavité placentaire résulte de la coalescence des ramifications des capillaires qui s'est produite à un degré intense. Dans cette cavité unique, les villosités se sont précipitées et ont comblé tout l'espace à la façon d'un *mycélium*.

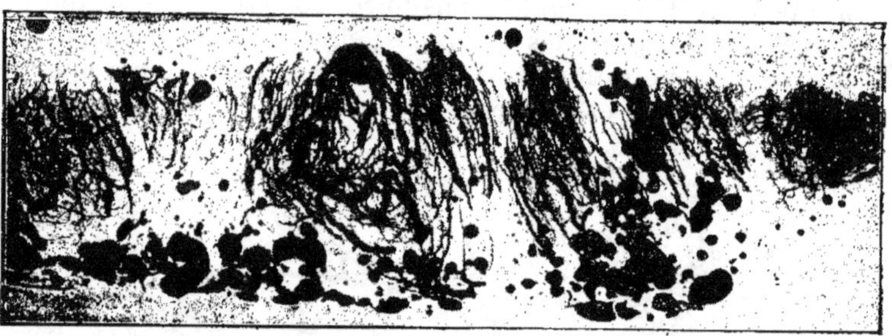

Fig. 5.— Injection de la veine ombilicale au mercure et des espaces maternels à la gélatine. Quoique les capillaires soient très fins, on distingue partout des espaces qui les séparent.

C'est à cause de cette organisation que j'ai comparé le placenta à un anévrysme représenté par le schéma de la fig. 7.

En résumé, le sang fœtal circule dans des villosités closes et le maternel dans des espaces où ces villosités plongent. Ces deux systèmes sont distincts.

En étudiant le placenta des lapins, M. Mathias Duval (1) dit à propos de la circulation maternelle : « C'est une hémorrhagie utérine circonscrite et enkystée dans un tissu fœtal. » Chez la femme il y a manifeste analogie ; toutefois, si l'on examine attentivement la cavité placentaire que j'ai comparée à un anévrysme, on voit qu'elle est tapissée d'une façon continue par l'endothélium vasculaire de la mère ; ce n'est donc pas une hémorrhagie, enkystée dans un tissu fœtal ; c'est une coalescence et une poussée villeuse.

Evidemment ces deux phénomènes, *coalescence* et *végétation exubérante*, ont été simultanés ; et si je les indique successivement, c'est uniquement pour exprimer clairement ma pensée.

Appareil de la circulation maternelle. — Il comprend des vaisseaux et des espaces.

Les *vaisseaux* sont de deux ordres :

1° La *grande veine circulaire* qui présente à l'intérieur plusieurs

(1) Soc. Biolog., 1890.

orifices qui résultent d'une déchirure et d'une séparation violente d'avec les sinus utérins, où l'on retrouve des traces correspondantes. En général, la veine circulaire met le sang en communication avec de nombreux orifices, situés entre les piliers au ras du plancher chorio-allantoïdien (v. fig. 1).

Quand elle n'existe pas, elle est remplacée par les *orifices grillés.* C'est la thrombose qui est la cause habituelle de ces orifices nouveaux. Le sang ne pouvant plus passer dans certains segments de la veine coronaire, se crée de nouvelles voies. On remarquera que ces orifices en grille sont toujours près de la périphérie.

2° Les *sinus intercotylédonaires* sont le second type de vaisseaux placentaires. Mais tandis que le type précédent offrait une certaine solidité et que du tissu fibreux entrait dans sa constitution, celui-ci est d'une telle friabilité que ces vaisseaux ont été méconnus. Ils existent cependant entre la plupart des cotylédons. Ils sont entourés d'une fine paroi donnée par la caduque ; dans leur fond, ils sont percillés de trous variés qui leur donnent accès dans la région des villosités ; c'est là qu'ils prennent naissance et ils se dirigent vers la circonférence où ils s'abouchent de plusieurs manières avec les sinus utérins.

La délivrance produit habituellement des éraillures des sinus intercotylédonaires ; de sorte qu'on a été tenté de diminuer leur rôle dans la circulation placentaire. A mon avis, on n'a pas suffisamment réfléchi que la *paroi maternelle* est pendant la grossesse intimement appliquée et même pressée contre l'utérus, ce qui est une cause de résistance à la tension et au choc circulatoires.

En dehors de ces deux ordres de canaux sanguins, il n'y a pas d'autres vaisseaux maternels dans le placenta.

3° Les *espaces inter-villeux* ne méritent pas, en effet, le nom de vaisseaux, car ils ne sont pas cylindriques et n'ont pas de formes régulières. Je les divise en trois catégories, suivant leur siège, auquel j'assigne trois régions : région *aréolaire sous-choriale, villeuse* et *aréolaire sous-caduque.*

La région *aréolaire sous-choriale* est caractérisée par des espaces nombreux et de grande surface, situés entre les piliers sur le plancher chorial (fig. 6).

Elle est en communication directe avec les segments importants de la grande veine circulaire (voir fig. 3, 4 et 5). On y trouve des villosités, mais en petit nombre, relativement. De plus, elles ne sont pas adhérentes. Ce qui domine dans cette région, c'est la face lisse du plancher chorial, les gros piliers, les aréoles et les grands lacs. On y rencontre souvent des caillots. Une substance coagulante injectée dans cette région s'épanche librement en nappe, écarte et refoule facilement les villosités et entoure la base des troncs villeux.

La région *intervilleuse* proprement dite n'a rien de spécial à noter. Les tubes villeux sont tassés les uns contre les autres, et peuvent s'écarter sous l'effort de la circulation ou d'une injection quelconque, comme le démontrent toutes mes épreuves endographiques. — C'est l'érection.

La région *aréolaire sous-caduque* est fort remarquable et peu connue à cause de sa friabilité extrême. Dans des conditions moins accentuées, elle représente exactement, du côté de l'utérus, ce que la région aréolaire sous-choriale offre du côté fœtal. Là, sous l'influence de la moindre pression, se produisent des aréoles nombreuses, de telle sorte que le sang circule sur le sommet des villosités sans aucun obstacle. Toute cette région est en communi-

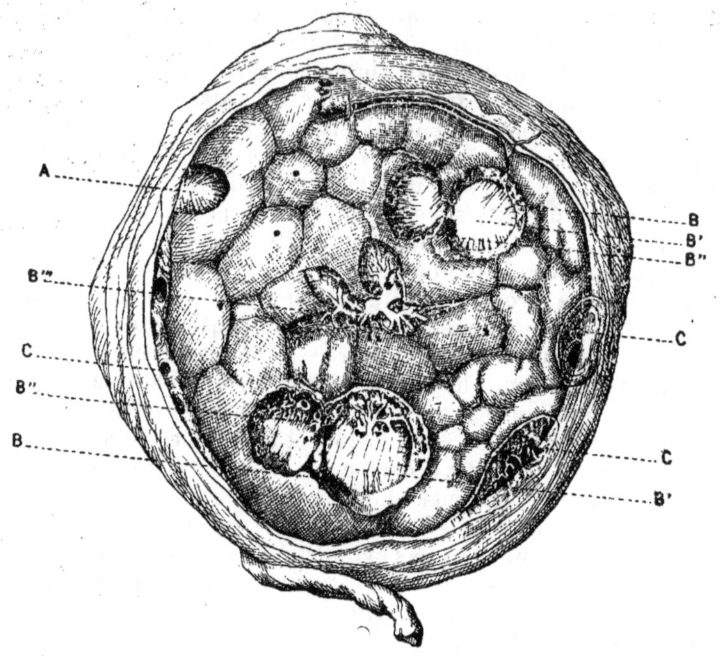

Fig. 6. — Lacunes placentaires : A. lacune périphérique ; B. lacunes centrales ; B. membrane allantoïdo-choriale ; B". tissu aréolaire ; B'". piliers des villosités. C. Orifices variés qui conduisent le sang dans le placenta.

cation très facile avec les sinus intercotylédonaires par les trous dont ils sont percillés.

Voilà, suivant moi, toute l'anatomie du placenta. Les villosités sont bien divisées en groupes relativement à la circulation fœtale, mais l'appareil circulatoire maternel est constitué par une cavité unique ; en voici les preuves :

J'insinue un insufflateur après avoir ouvert le sinus circulaire dans un orifice important quelconque situé entre deux piliers, et immédiatement je vois le placenta se gonfler dans une certaine étendue. La caduque et les sinus intercotylédonaires sont soulevés.

Pareil phénomène se produit en plaçant l'insufflateur sous le chorion, sous la caduque ou même en l'implantant dans le tissu placentaire.

Si l'on veut bien se rendre compte où s'échappe l'air insufflé, il faut placer le placenta sous l'eau.

On constate alors que le courant d'air se dirige en majeure partie dans les orifices périphériques. Cette étude rencontre un premier obstacle; c'est l'adhésion produite par la fibrine du sang; on s'en débarrasse par un lavage prolongé du placenta. Le second obstacle, c'est la débilité de la paroi caduque qui se fissure de toutes parts, sans qu'on puisse cependant y constater des orifices organisés. J'ai essayé d'y remédier par plusieurs moyens ; aucun n'a réussi complètement.

En somme, quel que soit le point où l'on fasse l'insufflation, elle

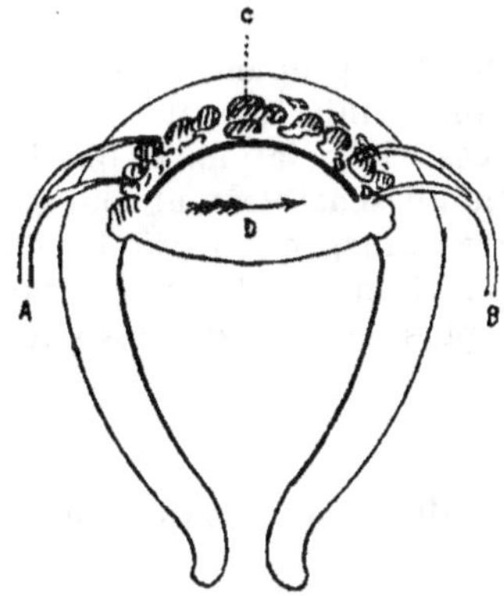

Fig. 7.— A. artères utérines ; B. veines utérines ; D. grand lac placentaire et direction du courant sanguin.

se diffuse dans la cavité placentaire tout entière, et dans tous les espaces intervilleux.

J'ai fait des injections variées de matières colorantes, coagulantes ou non, soit par les orifices entre les piliers, soit sous le chorion ou la caduque, et toujours je suis parvenu au même résultat.

Je considère la grande veine circulaire, les espaces intervilleux, les canaux intercotylédonaires, comme une variété de forme des sinus utérins ; comme eux, ils sont tapissés par l'endothélium veineux ; la seule différence, c'est qu'ils ont été envahis par les villosités fœtales qui sont coiffées de l'allantoïde, du chorion, des cellules de la caduque et de celles de l'endothélium veineux.

Quant à la *forme* des espaces intervilleux, elle se comprend, mais est très difficile à décrire et à représenter graphiquement. Le sang maternel inonde les intervalles et les pénètre de toutes parts ; il épouse les sinuosités des piliers et des villosités, de sorte qu'il est contenu dans un vaisseau de forme assez singulière où il circule néanmoins avec une grande facilité, grâce à la gélatine de Warthon, produite par l'allantoïde, comme le démontrent les observations microscopiques sur des placentas frais, où l'on voit des courants s'établir sans addition d'aucun liquide.

J'ai fait de nombreuses expériences pour apprécier la forme des espaces intra-placentaires ; à cause de la défectuosité de la paroi utérine, aucune ne m'a fourni des résultats complets. Toutefois, les injections de paraffine au vermillon remplissent la cavité placentaire à peu près tout entière, à moins que les vaisseaux fœtaux n'aient été injectés préalablement. La paraffine s'épanche en nappe continue sous la caduque et sous le chorion, dans les deux régions que j'ai appelées *aréolaires*.

Pour représenter la forme des espaces, j'ai essayé la radiographie directe, mais jusqu'ici mes recherches ne méritent pas d'être signalées.

La démonstration la plus probante m'a été fournie par l'*endographie placentaire* après injection de la veine ombilicale au mercure et des espaces à la gélatine. Celle-ci apparaît en clair et (voir fig. 4 et 5) remplit sensiblement tout l'espace qui n'est pas occupé par le mercure ; l'inspection à l'œil nu et à la loupe complète la démonstration. Dans le placenta le sang de la mère me semble donc occuper plus de place que les villosités.

Physiologie de la circulation placentaire.

Je ne veux en aucune façon parler de la circulation fœtale ; elle est trop connue et hors de toute contestation. Le sang artériel, poussé par le cœur, va jusqu'à l'extrémité close des villosités et revient par la veine ombilicale. Constamment, dans leur trajet parallèle, les deux vaisseaux sont disposés comme les canons d'un fusil double. Dans les coupes il est très facile de distinguer les capillaires artériels à leur épaisse couche musculaire.

Mais comment se fait la circulation maternelle ?

Voici l'énoncé de l'opinion que je vais soutenir :

Le sang des sinus utérins, poussé par une pression *dérivée* et de *voisinage*, entre dans la grande veine circulaire, qui joue le rôle d'artère et s'engouffre dans les nombreux orifices qu'on aperçoit en soulevant le bord du placenta ; ensuite il traverse les espaces intervilleux ; puis il monte sous la caduque où il s'étale, pour revenir à la périphérie, sous cette membrane ou par les vaisseaux intercotylédonaires, qui jouent le rôle de veines.

Pour mettre cette théorie hors de doute, il faudrait :

1° Faire une injection sur le cadavre d'une femme morte subitement pendant sa grossesse. Or, depuis 30 ans, cela m'a été impossible, et malheureusement les faits qui sont dans la science sont peu probants.

2° Faire une injection dans le sinus circulaire ou d'air sous l'eau, ou d'un liquide coloré, du lait par exemple, ou d'une injection coagulante et démontrer, qu'elle ressort vers la périphérie. Or, c'est ce que j'ai constaté un grand nombre de fois ; malheureusement il n'est pas possible d'établir dans tous les placentas ce fait d'une façon régulière, soit à cause des déchirures et de la friabilité de la caduque, soit à cause des caillots fibrineux qui atténuent la perméabilité ; soit peut-être par suite de variations anatomiques qui ont échappé jusqu'ici à nos investigations.

Je pense néanmoins que la théorie que je propose est la plus probable.

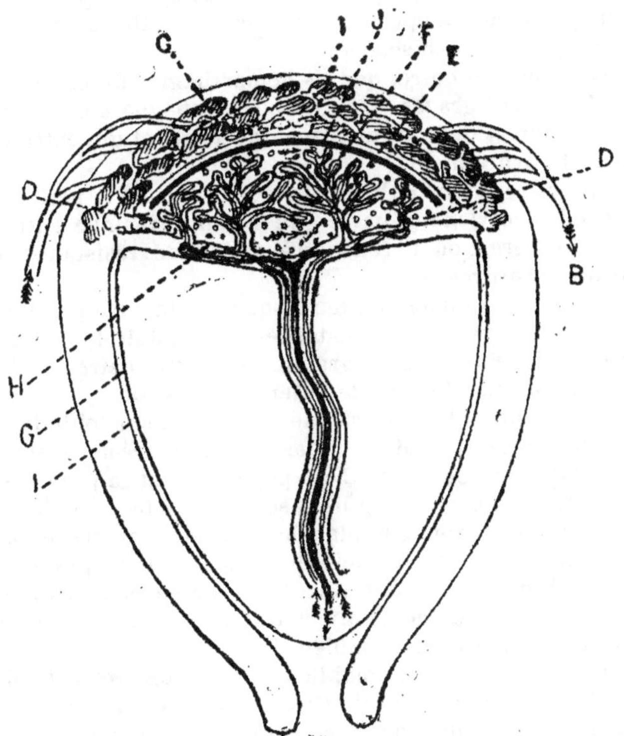

Fig. 8.— Représentant le Schema de la circulation utérine et placentaire.
A. artère utérine ; B. veine utérine ; D. orifices du grand lac placentaire E. région aréolaire ; F. région villeuse ; G. chorion ; H. membrane allantoïdo-choriale ; I. caduque utérine ; J. caduque placentaire.

Ce mode de circulation comporte : 1° Des vaisseaux et des orifices d'entrée ; 2° Des espaces ou baignent les villosités ; 3° Des espaces et des vaisseaux de retour.

1° Pour l'entrée une riche organisation vasculaire est disposée tout autour du placenta. Les orifices sont entourés de tissu fibreux et disposés par conséquent pour soutenir le choc de l'ondée sanguine. C'est là du reste que le placenta est plus solidement relié à l'utérus par la réflexion des membranes et la multiplicité des vaisseaux qui vont de l'un à l'autre ; c'est donc dans ce point que les plus grandes précautions ont été prises contre les hémorrhagies, par la bonne disposition statique, et cependant c'est à la périphérie qu'elles sont les plus fréquentes, ainsi qu'il est facile de le démontrer ; au contraire, les hémorrhagies primitives, anciennes ou récentes, entre le centre du placenta et l'utérus sont une rareté, quoique dans toute l'étendue de cette surface, les attaches soient peu solides. La raison c'est qu'il n'y a point de vaisseaux. Ils ont été progressivement atrophiés, puis finalement détruits par le développement intense des cellules de la caduque qui préludent à la déhiscence.

Remarquons, en outre, que les hémorrhagies du centre seraient particulièrement graves, car elles s'accompagneraient d'un décollement étendu et définitif du placenta ; accident qui entraîne ordinairement l'avortement.

Au contraire, l'hémorrhagie dans un point de la périphérie décolle peu les cotylédons, parce que le sang s'insinue entre la caduque et l'utérus, où il rencontre moins de résistance et cause moins de désordres.

Tels sont les arguments avec lesquels j'étaie ma première proposition, le sang des sinus maternels s'introduit dans le placenta par certains orifices de la grande veine circulaire. Il n'y a pas d'artère allant directement de l'utérus au placenta.

Après son entrée le sang s'étale facilement sur toute la surface du chorion, entre les piliers, dans le tissu aréolaire et dans les grandes lacunes centrales. C'est pour faciliter la progression de la nappe sanguine que les piliers sont implantés à angle droit.

2° Après avoir inondé le plancher, le sang monte le long des troncs et des branches et atteint la *région villeuse* ; grâce à la distension qu'il opère dans les espaces, il passe entre les plus fines divisions, qui sont d'une ténuité extrême ; au point de vue mécanique, je ferai remarquer combien l'entrée sous la caduque serait défectueuse. Les villosités mobiles et flottantes, refoulées de haut en bas, feraient soupape obturatrice, et le moindre coup de bélier amènerait une rupture hémorrhagique entre l'utérus et le placenta, ainsi que le démontre l'inclinaison des villosités dans mes épreuves radiographiques.

3° Le sang arrive alors sous la caduque qu'il soulève autant que le lui permettent les crampons villeux. A ce moment, il arrose le bouquet des sommets villeux, dont la surface grenue ressemble à une fraise.

Ensuite il se dirige vers la périphérie, passant sous la caduque, ou bien en empruntant les sinus intercotylédonaires, dont plusieurs partent du milieu du placenta.

Comme on le voit, je pense que le sang entre et sort par la périphérie.

Cette proposition est très difficile à prouver à cause de la friabilité de l'organe et de la coagulation du sang; mais les choses ne peuvent se faire autrement. Il y a donc à la périphérie deux ordres de vaisseaux : les uns solides pour l'entrée; les autres délicats et friables pour la sortie. Dans un grand nombre de placentas, j'ai pu démontrer facilement que ces orifices étaient distincts, mais quelquefois j'ai vu aussi les sinus intercotylédonaires s'aboucher dans la veine circulaire, non loin des piliers solides. Dans un cas j'ai remarqué que les deux ordres de vaisseaux étaient séparés par des membranes minces formant valvules (voir fig. 1), et cela m'a fait supposer que probablement le système circulatoire du placenta n'était pas régulier et que dans certains points il pouvait y avoir mélange de sang, ainsi qu'on l'observe dans l'oreillette droite du fœtus, qu'on peut considérer comme un être à sang froid et n'ayant pas, comme l'adulte, un besoin urgent de rénovation organique.

Suivant cette manière de voir, la marche du sang dans le placenta décrit un circuit complet de l'orifice d'entrée à l'orifice de sortie.

Mais ce n'est point tout; nous pouvons assimiler cette circulation, à la circulation des veines en général, et nous savons que des causes multiples interviennent.

Or, ici nous en avons de plusieurs sortes :

Erection du placenta. Cet état de turgescence est double. En faisant une injection d'air ou d'eau, on le produit, soit dans le système fœtal, soit dans les espaces maternels. Une très faible pression suffit pour l'obtenir, et aussi pour le faire cesser; on peut donc penser que la respiration de la femme, les battements de son cœur, ceux du fœtus, suffisent pour modifier la capacité de la cavité placentaire dont les vacuoles sont analogues à celle d'une éponge. Mais ce qui amène le plus certainement une déplétion, ce sont les mouvements et les contractions musculaires abdominales de la femme.

Il y a encore un ordre de contractions au sujet desquelles j'attirerai l'attention des observateurs, ce sont les contractions, *dites insensibles de l'utérus*, qui sont mal étudiées et qui probablement ont pour but de renouveler complètement la masse sanguine des espaces placentaires.

On ne possède que de vagues notions sur l'influence de l'état chimique du sang sur les contractions utérines, mais les remarquables expériences de Brown-Séquard, de Kerher, de Spiegelberg et Röhrig ont déjà démontré que le sang chargé d'acide carbonique, déterminait des contractions utérines.

Si je pose cette question, c'est qu'il y a encore une inconnue à dégager et que la science moderne n'a pu jusqu'ici démontrer par des preuves indiscutables comment se fait la circulation maternelle du placenta.

Clermont (Oise). — Imprimerie Daix frères, 3, place Saint-André.

www.ingramcontent.com/pod-product-compliance
Lightning Source LLC
LaVergne TN
LVHW050513160826
845677LV00003B/1118

9782329633756